# RÉALISEZ VOS RÊVES LES PLUS FOUS

## LE POUVOIR DE LA PNL

### FRANÇOIS KIESGEN DE RICHTER

**Code ISBN :** 9798878884365
**Marque éditoriale :** Independently published

# Du même auteur chez KDP

Le pouvoir de l'esprit : maîtriser l'hypnose pour transformer votre vie

Révéler la Vérité sur la Perte de Poids : Mythes, Mensonges et Réalités

Le REMAP: Psychologie énergétique et cognitive

Protocoles de gestion du stress: l'évolution signifiance

Prenez un raccourci vers votre bien-être avec l'EFT

Accompagner et soigner avec l'hypnose

Transe performance: quand l'esprit booste vos potentiels

Manuel pratique d'hypnose clinique

# Table de matières

# PNL essentielle

Ce livre offre un accès privilégié aux bases fondamentales de la Programmation Neuro-Linguistique (PNL), vous fournissant des méthodes, des outils et des techniques essentiels qui transcendent les frontières entre vie professionnelle et vie personnelle. Conçues initialement pour un usage professionnel, ces approches se révèlent également puissantes pour faciliter des changements significatifs en développement personnel.

Vous découvrirez comment maîtriser et appliquer les méthodes, techniques et outils de la PNL pour initier des transformations dans votre propre vie. L'analyse objective des comportements humains, sans jugement de valeur, deviendra une compétence naturelle à votre disposition.

Nous comprenons tous que l'excellence repose sur des bases solides, des fondations que chaque praticien peut mobiliser à tout moment, indépendamment de son niveau d'expertise. Ces compétences fondamentales, abordées dans ce livre, vous permettront de maintenir un niveau d'excellence constant, prêt à être activé en toute circonstance. Plongez dans l'essentiel de la PNL et transformez votre approche de la vie.

Ce livre explore la puissante notion de priorité à travers le prisme de la Programmation Neuro-Linguistique (PNL), offrant un cadre structuré pour résoudre la délicate question de la gestion des priorités dans diverses situations. Il se penche sur le processus de réflexion et de prise de décision, mettant en lumière la manière dont la PNL peut influencer la structuration de votre raisonnement lors de l'analyse de situations complexes. Plongez dans cet ouvrage pour découvrir comment la PNL peut devenir un guide éclairé dans le choix des priorités, transformant ainsi votre approche face aux défis de la vie quotidienne.

La PNL se révèle être l'art de créer les voies vers la concrétisation des objectifs. Sans objectif, la démarche PNL perd sa substance. Au cœur de la PNL, l'objectif émerge comme l'un des éléments les plus fondamentaux, catalysant le processus de transformation. Chaque intervention PNL débute souvent par la définition minutieuse d'un objectif, souvent orienté vers un changement significatif. Plongez dans ce livre pour découvrir comment la PNL se déploie de manière concrète, guidée par la fixation d'objectifs, et comment cette approche peut être le catalyseur de changements puissants dans votre vie.

Dans ce livre captivant, plongez dans l'univers fascinant de l'acuité sensorielle à travers le prisme de la Programmation Neuro-Linguistique (PNL). La PNL nous enseigne que notre perception de la réalité découle de nos sens : la vue, l'ouïe, le toucher, l'odorat et le goût. À partir de ces perceptions sensorielles, nous construisons notre propre carte du monde ou modèle du monde. Ce livre explore comment la PNL s'engage à améliorer nos capacités sensorielles, nous permettant ainsi de percevoir de manière plus profonde notre environnement extérieur, tout en affinant notre compréhension des paysages intérieurs. Découvrez comment la PNL devient un outil essentiel pour élever nos sens et enrichir notre expérience du monde qui nous entoure.

Ce livre explore l'essence même de la flexibilité comportementale au travers de l'objectif de la Programmation Neuro-Linguistique (PNL). Au cœur de la PNL se trouve l'art de changer de comportement pour concrétiser un objectif. Ce processus exige une flexibilité remarquable, permettant d'ajuster le comportement en fonction des changements de contexte, des évolutions d'objectifs ou des ajustements nécessaires pour maximiser la réussite. Plongez dans cet ouvrage pour découvrir comment la PNL devient un guide puissant pour développer une flexibilité comportementale essentielle, vous permettant d'adapter votre approche et d'atteindre vos objectifs de manière efficace et dynamique.

Au cœur de l'excellence sociale réside la capacité à établir des relations significatives tout en maintenant un contrôle sur la qualité de ces interactions. La Programmation Neuro-Linguistique (PNL) se distingue par son emphase sur notre compétence à forger des relations avec les autres. Ce livre explore en profondeur comment la PNL devient un guide essentiel pour perfectionner notre habileté à créer des liens authentiques, tout en préservant la qualité de ces relations. Plongez dans ces pages pour découvrir comment la PNL peut transformer votre approche des interactions sociales, vous permettant d'atteindre l'excellence dans vos comportements relationnels.

Ce livre explore la force de la mise en action personnelle à travers le prisme de la Programmation Neuro-Linguistique (PNL). En son cœur, vous êtes l'acteur de votre propre développement personnel, le moteur qui donne vie à votre changement. La PNL devient votre alliée, vous guidant dans la responsabilité de votre propre mise en action. Plongez dans ces pages pour découvrir comment la PNL peut amplifier votre pouvoir d'initiative. Devenez le maître de votre destin avec la PNL comme compagnon de route.

# Fixer des Objectifs

À différentes étapes de notre parcours, il est courant de prendre des résolutions, surtout en début d'année ou lors d'événements particuliers. Ces moments nous incitent à définir des objectifs qui semblent accessibles, mais malheureusement, ces aspirations restent souvent inaccomplies, voire partiellement réalisées. Nous allons explorer en profondeur l'importance de spécifier vos objectifs. Nous allons examiner comment la clarté et la précision dans la définition des objectifs peuvent renforcer votre engagement, créer une direction claire et établir des bases solides pour des changements puissants. Découvrez comment connecter vos aspirations à des plans structurés peut être la clé pour transformer vos résolutions en réalités tangibles, et ainsi surpasser les statistiques décevantes qui entourent souvent les objectifs fixés au début de l'année.

La motivation, un élément clé, occupe une place prépondérante dans la réalisation des objectifs. Ceux qui réussissent à concrétiser leurs aspirations comprennent clairement leurs motivations, détenant même un "secret" pour les maintenir à un niveau élevé.

Imaginez-vous face à votre miroir, confronté à la réalité que votre corps nécessite sérieusement de l'attention par exemple pour maigrir. Le reflet dans le miroir peut être un puissant stimulant pour débuter un régime et adopter une activité physique régulière. Cependant, si cette image "négative" constitue la seule source de motivation, elle peut perdre de son intensité à mesure que vous progressez, votre silhouette s'améliorant. À l'inverse, rester au stade du rêve, sans spécifier les actions à entreprendre pour améliorer votre état, risque de vous maintenir dans l'inaction.

*Si vous invitez des personnes à visualiser une image réussie d'eux-mêmes, ils ont moins de chances d'atteindre leurs objectifs que ceux qui se représentent concrètement les étapes pour y parvenir.* Cependant, ceux qui n'adoptent ni l'une ni l'autre de ces stratégies ont moins de chance de réussir que ceux qui les mettent en pratique. Nous allons explorer les nuances entre la motivation positive et la motivation négative, mettant en lumière la nécessité d'une approche équilibrée pour maintenir la dynamique nécessaire à la réalisation des objectifs. Découvrez comment canaliser efficacement vos motivations peut être la clé du succès dans votre parcours vers le changement et la réalisation personnelle.

Lorsque l'on envisage de prendre soin de son corps, de suivre un régime alimentaire ou de s'engager dans une activité physique régulière, il est essentiel d'identifier non seulement les avantages potentiels de ces objectifs, mais aussi les inconvénients liés à leur réalisation. Par exemple, un régime strict peut exclure des aliments que l'on apprécie particulièrement, voire limiter considérablement le choix alimentaire. Pour les gourmands, cela peut engendrer de la frustration et susciter de la tentation. De même, l'activité physique, bien qu'offrant des bénéfices, peut demander du temps et devenir monotone si la même routine sportive est constamment suivie.

D'un autre côté, ne pas atteindre l'objectif peut également présenter des avantages. Certains professionnels de la diététique se retrouvent face à des individus qui préfèrent rester en surpoids plutôt que de faire face aux défis associés à leur nouvelle apparence.

En PNL, cet équilibre délicat entre les avantages et les inconvénients de la réalisation ou de la non-réalisation d'un objectif est appelé "écologie". Nous allons explorer en profondeur ce concept fondamental, mettant en lumière comment la compréhension approfondie des conséquences de nos actions peut orienter nos choix de manière éclairée. Découvrez comment l'écologie en PNL devient un outil essentiel pour créer des objectifs alignés avec votre bien-être global, évitant ainsi les pièges potentiels qui pourraient entraver votre parcours vers la réussite personnelle.

Comme vous l'aurez compris, l'essence des conséquences liées à un objectif réside dans la question de savoir s'il vous offre plus de liberté et d'opportunités, ou s'il agit comme une contrainte. Prenons l'exemple concret d'un désir d'achat d'une maison. Si la seule possibilité pour concrétiser cet objectif est de réduire de 50% votre budget, la frustration risque de s'installer. Cette contrainte financière peut rapidement se traduire par une diminution de votre qualité de vie, entraînant un sentiment d'insatisfaction lié au manque de loisirs.

Nous allons explorer en profondeur cette dynamique délicate entre les aspirations et les contraintes, mettant en lumière l'importance de la liberté écologique. Découvrez comment évaluer attentivement les conséquences d'un objectif peut vous aider à déterminer si celui-ci vous propulse vers une plus grande liberté et ouverture d'esprit, ou s'il risque de devenir une source de limitations et de frustrations. En utilisant les principes de la PNL, explorez comment aligner vos objectifs avec votre désir profond de liberté, et ainsi créer des aspirations qui vous élèvent plutôt que de vous enfermer. Transformez vos objectifs en opportunités pour une vie pleine de possibilités.

En résumé, la clé de la réussite réside dans la structuration judicieuse des objectifs en tenant compte des motivations positives et négatives, tout en considérant l'écologie de l'objectif. Les motivations peuvent être catégorisées en deux types : l'éloignement de quelque chose ou l'approche vers quelque chose. Par exemple, vouloir "ne plus fumer" représente une motivation d'éloignement, tandis que vouloir "obtenir un diplôme" est une motivation d'approche, cherchant à se rapprocher d'un état souhaité.

La meilleure stratégie de motivation consiste à prendre conscience de l'état actuel dont on souhaite s'éloigner et à élaborer un plan concret, étape par étape, pour atteindre l'objectif visé. Une formulation précise et réfléchie de l'objectif tient compte de l'écologie du système, c'est-à-dire des interactions potentielles sur soi-même et sur l'environnement. En évaluant les avantages, les bénéfices, les effets indésirables et la motivation requise, vous pouvez définir des objectifs qui respectent véritablement vos équilibres personnels, assurant ainsi une écologie réelle. Ainsi, vos objectifs deviennent non seulement des aspirations réalisables, mais également des moteurs de changement respectueux de votre bien-être global. Utilisez ces principes pour transformer vos désirs en réalisations concrètes, et embrassez une vie guidée par des objectifs véritablement écologiques.

# Motivations

Aventurez-vous dans l'exploration de vos aspirations en vous posant des questions audacieuses : Quel est mon souhait le plus profond ? Pourquoi est-il essentiel que j'atteigne cet objectif ? Quels avantages concrets vais-je récolter une fois mon objectif accompli ? En cas de non-réalisation, quelles conséquences redoutez-vous ? Que cherchez-vous à éviter en atteignant cet objectif ? Quels sacrifices cela pourrait-il entraîner ? Que perdriez-vous en ne réalisant pas cet objectif ?

Cet exercice invite à un dialogue intérieur intense, permettant une exploration approfondie des motivations, des avantages et des inconvénients liés à la réalisation ou non de l'objectif. La reformulation finale offre une clarté révélatrice, tandis que le feedback stimule une prise de conscience dynamique et ajuste les perspectives.

Immergez-vous dans le pouvoir de la visualisation en imaginant votre objectif déjà atteint. Fermez les yeux, étendez vos mains, paumes vers le ciel. Visualisez votre objectif. Quel résultat souhaitez-vous obtenir ? Quels bénéfices en retirerez-vous ? Identifiez les ressources nécessaires à la concrétisation de votre objectif. Dans quelle situation idéale imaginez-vous ce résultat ? Placez vos réponses dans la main droite. Identifiez les contraintes potentielles et les conséquences de l'échec, puis placez ces réponses dans la main gauche.

Concentrez-vous sur votre respiration, et imaginez votre main droite se rapprochant de votre corps, symbolisant l'atteinte de votre objectif, tandis que votre main gauche s'éloigne, représentant l'évitement des contraintes. Observez attentivement ce tableau mental. Que voyez-vous ? Qu'entendez-vous ? Quelles sensations éprouvez-vous ?

Cet exercice encourage un dialogue intérieur profond, établissant une connexion entre votre inconscient et la réalisation potentielle de l'objectif. La conscience émerge naturellement à travers vos ressentis, permettant un ajustement spontané des perspectives.

# Présupposés

Toutes les approches fructueuses du développement personnel reposent sur des principes essentiels qui confèrent une cohérence globale. C'est précisément sur ces fondements que la PNL s'appuie, en incorporant des axiomes fondamentaux connus sous le nom de présupposés. Ces vérités fondamentales forment la base conceptuelle de la PNL, fournissant des références stables qui sous-tendent tant la connaissance que la mise en pratique.

La Carte n'est pas le territoire : chacun a une représentation personnelle de la réalité, distincte de la réalité elle-même.

Notre carte du monde est unique et valable : chaque individu possède sa propre vision du monde, adaptée à sa situation.

Tous les résultats sont des retours d'information : identifier les pistes de consolidation et d'amélioration est plus crucial que de juger un résultat comme succès ou échec.

Le corps et l'esprit Forment un système : l'esprit influe sur le corps, et réciproquement.

Les personnes font les meilleurs choix possibles : les décisions se basent sur les informations disponibles, plutôt que sur une perfection idéale.

Tout comportement a une intention positive : chaque comportement cherche à satisfaire un besoin ou une raison d'être.

Nous avons toutes les ressources utiles : chacun a la capacité de développer les ressources nécessaires pour atteindre des résultats réalistes.

Si ce que tu fais ne marche pas, change : il est plus bénéfique d'explorer de nouvelles approches que de persévérer dans des schémas inefficaces.

Les cartes qui offrent le plus de choix sont les plus utiles : pour obtenir les résultats souhaités, il est nécessaire de s'adapter au monde réel et d'explorer diverses options.

Si quelqu'un peut le faire, alors un autre peut le faire : la question n'est pas la possibilité, mais le quand et le comment.

On ne peut pas ne pas communiquer : tous les comportements, même les silences, transmettent un message.

Nous respectons le modèle du monde de chacun : Il n'y a pas de bonnes ou de mauvaises cartes ; chaque individu fait les meilleurs choix en fonction de sa perception, de ses croyances et de ses valeurs.

À travers la PNL, nous embrassons la possibilité de changer de perspective, d'ajuster nos perceptions, de voir le monde sous différents angles, d'écouter diverses opinions et de ressentir les choses de manière nouvelle. C'est ainsi que la PNL nous guide vers une flexibilité accrue et une transformation de point de vue.

Que vous exerciez en tant que thérapeute, thérapeute, ou que vous vous engagiez dans votre propre cheminement de développement personnel, la compréhension des présupposés demeure une connaissance fondamentale.

# Positions Perceptuelles

Les trois positions perceptuelles fondamentales offrent une perspective unique sur la perception de soi et des autres.

Première Position : « Je" : C'est la position la plus immédiate où l'individu voit à travers ses propres yeux, entend de ses propres oreilles et ressent les sensations de son propre corps. En utilisant le langage de la première personne, on parle naturellement de soi en disant "je". Par exemple, faites l'exercice suivant : fermez les yeux et remémorez-vous un moment agréable avec un ami (ou une amie) en visualisant, entendant et ressentant les détails tels qu'ils ont été vécus.

Deuxième Position : « Tu" : Cette position implique de se mettre à la place de l'autre, de voir le monde à travers ses yeux et d'entendre par ses oreilles. On abandonne le langage de la première personne pour adopter celui de la deuxième personne, utilisant les pronoms "tu" ou "toi". Reprenant l'exemple précédent, cela consiste à imaginer être dans la peau de l'ami ( amie), Par exemple, faites l'exercice suivant : fermez les yeux et remémorez-vous le moment agréable avec un ami (ou une amie) en imaginant visualiser, entendent et ressentir les détails tels qu'ils ont été vécus comme si vous étiez à sa place, mais sans ressentir directement ses émotions.

Troisième Position : "Il" ou « Elle" : La troisième position est celle de l'observateur, prenant une distance aussi bien de soi que de l'autre. En utilisant le langage de la troisième personne avec les pronoms "il" ou "elle", l'observateur accorde une attention égale à chaque individu. Dans le contexte de l'exemple, cela signifierait adopter la perspective d'un observateur neutre qui observe les interactions entre vous et votre ami, notant les postures, les mouvements et captant l'essence de votre relation amicale.

Comprendre et maîtriser ces positions perceptuelles en PNL offre la possibilité d'explorer une situation sous différents angles, favorisant ainsi une meilleure compréhension des relations et des dynamiques interpersonnelles.

Fermez les yeux et pensez à une situation où vous êtes en désaccord avec une autre personne concernant le choix d'un projet professionnel. Imaginons qu'il s'agisse d'un collègue avec lequel vous travaillez régulièrement, et que la discussion sur le projet en question est source de tension.

Position "Je" (Première Position) : Visualisez la situation en utilisant votre propre perspective. Voyez la pièce où se déroule la discussion, entendez les mots échangés, et ressentez les émotions et la tension que vous éprouvez en tant que participant direct. Peut-être ressentez-vous une frustration ou une incompréhension par rapport aux opinions divergentes.

Position "Tu" (Deuxième Position) : Changez maintenant votre point de vue pour adopter la perspective de votre collègue. Voyez la situation à travers ses yeux, entendez ses arguments et ressentez ce qu'il peut ressentir dans cette discussion. Essayez de comprendre ses motivations et ses préoccupations, en laissant de côté votre propre point de vue.

Position "Il" ou "Elle" (Troisième Position) : Imaginez-vous maintenant en tant qu'observateur neutre, non impliqué dans la situation. Visualisez la scène comme si vous regardiez de l'extérieur. Observez les expressions faciales, les gestes et les tons de voix des deux parties. Notez les éléments objectifs de la situation sans être influencé par les émotions personnelles.

Réflexions après chaque Position : Position "Je" : J'éprouve une frustration due au désaccord. La situation semble stressante et chargée d'émotions. Position "Tu" : Je comprends mieux les motivations de mon collègue. Il exprime des préoccupations légitimes liées à la viabilité du projet. Position "Il" ou "Elle" : En tant qu'observateur, je remarque que la communication entre les deux parties est tendue. Les expressions faciales indiquent une forte divergence d'opinions.

En réimaginant la situation tout en intégrant les différentes perspectives, plusieurs changements significatifs se manifestent :

Empathie accrue : En adoptant la position de mon collègue (Position "Tu"), je ressens une empathie plus profonde envers ses préoccupations et motivations. Cette compréhension renforcée contribue à une communication plus ouverte et à une volonté mutuelle de trouver des solutions.

Neutralité et Objectivité : En prenant la position de l'observateur externe (Position "Il" ou "Elle"), je parviens à maintenir une neutralité émotionnelle. Cette objectivité me permet de percevoir la situation avec un regard plus détaché, éliminant ainsi une partie du stress émotionnel associé à la divergence d'opinions.

Ouverture au Dialogue : Avec ces nouvelles perspectives, je ressens une plus grande ouverture au dialogue. Plutôt que de rester focalisé sur mes propres convictions, je suis prêt à explorer des compromis et à travailler ensemble pour parvenir à une solution mutuellement bénéfique.

Anticipation Positivement Ajustée : En vivant pleinement l'échéance à venir avec ces nouvelles perceptions, je ressens une anticipation plus positive. L'idée de la discussion n'est plus aussi anxiogène, car je porte maintenant un regard plus compréhensif et ouvert sur la situation.

Approche Collaborative : La reconsidération des perspectives renforce la volonté d'adopter une approche collaborative plutôt que conflictuelle. L'objectif n'est plus simplement de défendre ma position, mais de trouver des solutions qui répondent aux besoins des deux parties.

En embrassant ces changements dans ma perception, je me prépare à aborder la situation avec une mentalité plus constructive et une disposition plus favorable à la résolution de conflits. Cela offre la possibilité d'une interaction plus harmonieuse et d'une prise de décision plus éclairée.

Cet exercice permet de développer une compréhension plus approfondie des perspectives différentes dans une situation problématique. Il offre également la possibilité de cultiver l'empathie et la neutralité pour mieux gérer les conflits.

# États

Les états, dans le contexte de la PNL, englobent l'ensemble de nos cognitions, émotions et comportements visibles. Ils résultent de l'intégration de trois éléments : le comportement externe visible, les processus internes de l'esprit, et le contenu des représentations mentales. L'interaction entre le corps et l'esprit crée des états qui influent sur notre manière de penser, de ressentir, et d'agir.

Les états externe sont les actions visibles que nous entreprenons avec notre corps.

Les états internes de pensées sont ce que nous faisons à l'intérieur de notre esprit, y compris nos pensées et nos émotions.

Les états de comportements  sont les contenu de nos représentations mentales, englobant sentiments, émotions, souvenirs, et l'ensemble de notre expérience subjective.

Le changement dans l'une de ces composantes influence les autres. Par exemple, modifier un état d'esprit pessimiste peut entraîner des pensées orientées vers la réussite et un comportement externe différent.

Les Représentations visuelles, auditives, kinesthésiques, et olfactives, et gustatives, elles décrivent la structure de notre expérience subjective.

Le dialogue Interne est composé de mots, phrases, et structures linguistiques, incluant des représentations symboliques, mathématiques, et artistiques.

Les réponses physiologiques englobe nos postures, mouvements, respirations, équilibres biologiques et chimiques.

Les réponses neurologique :sont autonome, essentielle à l'exécution des processus mentaux réflexes.

Les trois compétences en PNL sont de savoir détecter et identifier les systèmes de pensées et d'émotion, de savoir établir une liaison consciente entre un stimulus et un état, et de savoir induire d'états de conscience nouveaux chez soi ou autrui.

Cet exercice simple vise à modifier votre état émotionnel en utilisant la respiration et en se remémorant des moments agréables. Suivez ces étapes pour effectuer l'exercice :

Trouvez un endroit calme : Choisissez un lieu où vous pouvez vous détendre sans être dérangé.

Position confortable : Asseyez-vous ou allongez-vous confortablement. Assurez-vous que votre posture permet une respiration profonde et détendue.

Respiration contrôlée : Commencez à respirer profondément. Inspirez lentement pendant 5 secondes, puis expirez également pendant 5 secondes. Concentrez-vous sur le rythme régulier de votre respiration.

Abstraction : Pendant que vous maintenez ce rythme respiratoire, commencez à penser à un moment agréable de votre passé. Cela pourrait être un anniversaire, des vacances, un voyage, ou toute autre situation qui vous a procuré du plaisir.

Imprégnez-vous du souvenir : Visualisez les détails de cette situation aussi clairement que possible. Essayez de ressentir les émotions positives associées à ce souvenir. Imaginez-vous plonger dans cette expérience agréable.

Maintenez le rythme : Continuez à respirer régulièrement tout en vous concentrant sur le souvenir positif. Laissez les émotions positives s'amplifier.

Concluez progressivement : Après quelques minutes, terminez l'exercice en relâchant lentement votre concentration sur le souvenir. Reprenez une respiration normale.

Cet exercice peut aider à changer votre état émotionnel en associant la respiration contrôlée à des souvenirs plaisants. Il peut être utilisé comme outil pour favoriser la relaxation et améliorer votre bien-être émotionnel.

# Ancrages

L'ancrage en PNL repose sur l'association d'un stimulus spécifique à une réponse émotionnelle, permettant de rappeler cette réponse en activant le même stimulus ultérieurement. Le processus d'ancrage suit plusieurs étapes fondamentales :

Choix de l'état désiré : Identifiez l'état émotionnel que vous souhaitez ancrer. Cela pourrait être un état de confiance, de calme, de motivation, etc.

Identification de l'expérience de référence : Trouvez une expérience passée (réelle ou imaginaire) où vous avez vécu intensément cet état. C'est la situation de référence que vous associerez à l'ancrage.

Choix du stimulus : Sélectionnez un stimulus distinctif qui servira à déclencher l'état désiré. Il peut s'agir d'un geste, d'une touche, d'un mot, d'une image mentale, etc.

Remémoration ou imagination de l'expérience : Plongez-vous dans l'expérience de référence. Revivez mentalement les détails de cette situation où l'état désiré était présent.

Pose de l'ancre : Au pic d'intensité émotionnelle de cet état, appliquez le stimulus choisi de manière à créer une association. Par exemple, si vous avez choisi un geste, effectuez-le précisément au moment où l'état est à son apogée.

En pratiquant régulièrement cette technique, le stimulus devrait devenir associé à l'état émotionnel souhaité. Par la suite, vous pourrez réactiver cet état simplement en exposant à nouveau le stimulus. L'ancrage en PNL offre ainsi un moyen de créer des associations positives et d'accéder consciemment à des états émotionnels spécifiques.

Après avoir posé l'ancre, il est crucial de tester son efficacité et de la renforcer si nécessaire. Voici quelques clés importantes pour réussir un ancrage en PNL :

Associé : La personne doit être pleinement associée à l'état désiré pendant le processus d'ancrage. Cela signifie qu'elle doit ressentir l'état de manière authentique.

Pureté : L'état ancré doit être le plus pur possible, exempt de tout mélange avec des états non désirés. L'objectif est d'associer l'ancre à l'effet spécifique recherché.

Unicité : L'ancre doit être spécifique et distincte, ne se déclenchant que pour l'effet désiré. Évitez d'utiliser des stimuli courants qui pourraient se produire de manière aléatoire.

Intensité : Pour garantir un ancrage de qualité, recherchez l'intensité maximale de l'expérience. Aidez la personne à être pleinement immergée dans l'état au moment précis du pic émotionnel.

L'installation de l'ancre doit être minutieuse, se produisant au moment exact où l'état est à son apogée. En respectant ces quatre points, vous maximiserez l'efficacité de l'ancrage, offrant ainsi une méthode puissante pour accéder consciemment à des états émotionnels spécifiques. L'ancrage kinesthésique, une technique couramment utilisée en PNL et en hypnose, permet d'importer un état interne de ressources, tel que le calme, la force, ou la confiance, là où la personne en a le plus besoin.

Il est possible de poser une ancre, ou d'empiler des ancres sur plusieurs représentations (visuelles, auditives, kinesthésiques, et olfactives, et gustatives).

Il est possible de faire une annulation d'ancre pour neutraliser une expérience difficile. On annule un ancrage négatif pour faire place à un état de ressource positif d'une intensité plus grande. On utilise la même méthode, mais on utilise deux systèmes de représentation différent, est n faisant un empilement d'ancre sur le positif dans une troisième représentation.

Voici un exercice pratique pour mettre en place un ancrage kinesthésique :

Le thérapeute se met d'abord dans un état de ressource et établit le rapport avec le client. Il guide le client pour qu'il imagine pleinement l'expérience à ancrer comme si elle se déroulait réellement. Il encourage le client à décrire ce qu'il voit, ce qu'il entend, et ce qu'il ressent. L'utilisation maximale des modalités sensorielles est privilégiée pour assurer l'association complète. Il amplifie l'état jusqu'au pic. Il prépare l'ancrage, en jouant avec les sous-modalités telles que la luminosité, les couleurs, les mouvements, la tonalité des sons, etc. Il calibre l'intensité maximale de l'expérience, cherchant à atteindre le pic émotionnel. Au moment du pic d'intensité, le thérapeute pose l'ancre en pressant fermement le point d'ancrage choisi. Il maintient l'ancre pendant quelques secondes tout en continuant à fournir des suggestions, relâchant l'ancre lorsque l'intensité commence à décroître. Il teste l'ancre en l'activant, reproduisant le geste d'ancrage.

Le thérapeute demande au client de fournir un feedback sur l'expérience et l'efficacité de l'ancre. Demandez toujours au client ce qui a changé quand il essaye de s'imaginer dans le futur dans une situation où il pourrait de nouveau être confronté au problème

Cet exercice permet au client de disposer d'une ressource ancrée qu'il peut activer à volonté dans les situations où il en a le plus besoin. L'efficacité de l'ancrage repose sur la pleine immersion du client dans l'expérience et la précision du moment d'ancrage au pic émotionnel.

# Exercice du cercle de l'excellence

Dans le monde de la PNL, il existe un exercice bien connu appelé le Cercle d'Excellence. C'est une méthode qui se base sur le concept d'ancrage pour aider à accéder rapidement à un état de ressource. Ce processus utilise ce qu'on appelle un ancrage mixte, une combinaison d'ancrages kinesthésiques, visuels et auditifs.

L'idée fondamentale derrière le cercle d'excellence est d'utiliser une expérience passée où nous avons pleinement accédé à la ressource que nous souhaitons retrouver. En ancrant cette expérience, nous sommes ensuite en mesure de la rappeler et de l'utiliser à volonté dans diverses situations.

Ce procédé s'avère extrêmement pratique dans de nombreuses sphères de la vie où il est essentiel de disposer d'une ressource spécifique. Que ce soit pour prendre la parole en public avec confiance, animer une réunion de manière efficace, ou simplement retrouver son calme dans des moments de stress, le Cercle d'Excellence offre une méthode éprouvée pour accéder à nos ressources internes lorsque nous en avons le plus besoin.

Le thérapeute se prépare à guider le client à travers une séance de travail sur les ressources. Assis en face de son client, il établit d'abord un lien solide avec lui, s'assurant que la confiance et la connexion sont présentes.

Puis, le thérapeute invite le client à réfléchir à la ressource sur laquelle il souhaite se concentrer. Ils discutent ensemble de cette ressource, explorant les différentes façons dont elle pourrait être utile dans divers contextes.

Ensuite, le thérapeute encourage le client à se plonger mentalement dans une expérience passée où cette ressource était pleinement présente. Il l'invite à imaginer cette expérience comme si elle se déroulait en ce moment même, en lui posant des questions pour l'aider à détailler ce qu'il voit, entend et ressent.

Une fois que le client est pleinement immergé dans cette expérience, le thérapeute lui demande de serrer doucement son pouce et son index ensemble, créant ainsi un ancrage physique de l'état de ressource.

Ensuite, le thérapeute guide le client à travers une série d'étapes pour enrichir et consolider cet ancrage. Ils imaginent ensemble un cercle imaginaire au sol, représentant la présence de la ressource. Le thérapeute guide le client à entrer et sortir de ce cercle à plusieurs reprises, renforçant ainsi l'association entre l'état de ressource et le cercle.

À l'extérieur du cercle, le thérapeute encourage le client à penser à une expérience où il n'avait pas accès à cette ressource, puis à entrer à nouveau dans le cercle en utilisant l'ancre. Cela permet au client d'explorer comment les choses pourraient être différentes s'il avait accès à sa ressource dans cette situation.

Enfin, le thérapeute guide le client à travers un processus pour intégrer cet ancrage dans son inconscient, de sorte qu'il puisse accéder à cette ressource à l'avenir de manière automatique et naturelle.

En conclusion, le thérapeute invite le client à réfléchir à ce qui a changé dans sa perception de l'avenir, sachant qu'il peut maintenant mobiliser cette ressource quand il en a besoin.

# Sous modalités

Nous expérimentons le monde qui nous entoure à travers nos sens, chacun d'entre eux étant associé à des organes spécifiques et à des systèmes nerveux dédiés à leur interprétation. Ces organes sensoriels nous permettent de percevoir différentes modalités sensorielles telles que la lumière, le son, la température, la pression et le goût.

Les sous-modalités représentent des caractéristiques plus fines de ces stimuli sensoriels, déterminant ainsi la manière dont nous percevons et représentons notre environnement. Par exemple, pour la vision, les sous-modalités peuvent inclure la couleur, le mouvement, la luminosité, etc. Chaque sous-modalité est traitée par un sous-système spécialisé du système nerveux, contribuant ainsi à notre perception globale.

Ces sous-modalités servent de blocs de construction fondamentaux pour coder la structure de l'information, ce qui nous permet ensuite de lui donner un sens. Leur importance a été soulignée en PNL par Richard Bandler, qui a rapidement compris leur rôle crucial dans l'amplification ou la modulation de la charge émotionnelle associée à nos perceptions.

Bandler a développé de nombreuses techniques utilisant les sous-modalités, allant de la facilitation de l'accès à un état particulier à l'élimination d'émotions indésirables, en passant par le traitement des compulsions ou des addictions. Ces techniques explorent l'utilisation stratégique des sous-modalités pour influencer nos expériences émotionnelles et comportementales.

Les sous-modalités, un aspect essentiel de notre expérience sensorielle, abondent en une variété impressionnante, allant des caractéristiques les plus élémentaires aux plus complexes. Elles englobent un large éventail de détails qui façonnent notre perception et notre représentation du monde qui nous entoure.

Dans le domaine visuel, ces sous-modalités peuvent inclure des éléments tels que la couleur, la netteté, l'animation, la luminosité et bien d'autres encore. Elles nous permettent de distinguer entre le fixe et l'animé, le noir et blanc et la couleur, le lumineux et le sombre, ainsi que la localisation spatiale, allant du lointain au proche, et la taille de l'image, associée ou dissociée.

Du côté auditif, les sous-modalités incluent des aspects tels que le volume, la tonalité, le rythme, la durée, le timbre et l'harmonie. Elles nous permettent de discerner entre le clair et le sourd, le ton harmonieux et discordant, et la localisation sonore, interne ou externe.

En ce qui concerne les sensations kinesthésiques, les sous-modalités englobent des caractéristiques comme la température, la pression, l'intensité, la stabilité, le mouvement, la texture et le poids. Elles nous aident à distinguer entre le chaud et le froid, le doux et le rugueux, le souple et le dur, ainsi que le léger et le pesant.

Ces sous-modalités, qu'elles soient visuelles, auditives ou kinesthésiques, sont les composantes fondamentales qui enrichissent notre expérience sensorielle et contribuent à notre perception unique du monde qui nous entoure.

Dans l'exploration des sous-modalités, on découvre une diversité fascinante, où certaines s'étirent le long d'un continuum, tandis que d'autres se cantonnent à un ensemble restreint de valeurs. Les premières, analogiques, offrent une palette infinie de possibilités, allant de l'obscurité à la lumière, du silence au vacarme, ou encore de la douceur à la rugosité. Les secondes, digitales, se limitent à quelques choix parmi une série définie, que ce soit entre le fixe et l'animé, le clair et le sourd, ou le stable et l'instable.

Parmi ces subtilités sensorielles, certaines jouent un rôle prépondérant dans la signification de nos expériences subjectives. Par exemple, la luminosité d'une image peut radicalement influencer notre interprétation, transformant une scène terne en une atmosphère morose, ou des teintes vives en une ambiance joyeuse. De plus, il est courant qu'un simple changement dans une sous-modalité, appelée sous-modalité directrice, entraîne une cascade de transformations dans les autres. Ainsi, altérer la couleur ou l'aspect d'un plat peut métamorphoser notre perception du goût, rendant un légume grisâtre peu appétissant tandis qu'une teinte vibrante peut lui insuffler un attrait nouveau.

La structure même de nos perceptions joue un rôle essentiel dans la manière dont nous les vivons et les interprétons. Alors que modifier le contenu peut s'avérer ardu, les sous-modalités offrent un levier puissant pour agir sur leur structure. En ajustant des caractéristiques comme la couleur ou la luminosité, nous pouvons moduler l'impact émotionnel d'une expérience, qu'elle soit vécue, rappelée ou imaginée.

L'approche des sous-modalités vise ainsi à canaliser l'attention sur des aspects spécifiques de nos représentations sensorielles. En modifiant ces attributs perceptuels, nous parvenons à infléchir l'empreinte émotionnelle de nos souvenirs et de nos perceptions. Cet exercice requiert souvent une exploration minutieuse, où le client est invité à expérimenter chaque sous-modalité pour déterminer celles qui influent réellement sur son état émotionnel. Bien que cela puisse demander un certain entraînement pour accroître sa flexibilité mentale, cette approche reste accessible à tous, offrant un potentiel significatif pour la transformation personnelle.

Exercice : Dans cet exercice, le thérapeute et le client entament un voyage introspectif pour explorer les subtilités de l'état désiré. Tout commence par l'établissement d'une connexion, où le thérapeute crée un environnement favorable à l'expression libre du client. Une fois cette atmosphère propice instaurée, le thérapeute invite le client à se replonger dans un moment où il a pleinement vécu cet état, l'encourageant à ressentir les sensations, percevoir les sons et voir les images avec une acuité totale.

Au fil de cette plongée dans les souvenirs, le thérapeute guide le client dans l'exploration minutieuse des sous-modalités de son expérience. Pas à pas, ils ajustent chaque aspect perceptuel, cherchant à identifier les nuances qui influencent la signification profonde de la représentation. Le thérapeute observe attentivement les réactions du client à chaque ajustement, notant méticuleusement les sous-modalités qui semblent jouer un rôle crucial dans la création de l'impact émotionnel.

Une fois les sous-modalités critiques identifiées, le thérapeute et le client collaborent pour décider des ajustements à apporter à la représentation mentale de l'état. Avec une précision chirurgicale, le thérapeute guide le client dans la modification des aspects perceptuels spécifiques, que ce soit en intensifiant certaines caractéristiques ou en les atténuant.

Enfin, le moment du feedback offre une opportunité précieuse pour le client de partager ses impressions et de réfléchir à l'efficacité des ajustements effectués. C'est un moment de réflexion et d'introspection, où le client peut prendre conscience des subtilités de son expérience subjective et de son potentiel de transformation.

# Le swish

Dans le monde de la programmation neurolinguistique (PNL), une technique appelée le "Swish" se révèle être un outil puissant pour transformer les pensées automatiques ou les comportements non désirés en quelque chose de plus positif et souhaitable. Que ce soit pour arrêter de fumer, gérer la colère, prendre la parole en public avec assurance ou renforcer l'estime de soi, le Swish offre une approche dynamique et efficace.

Tout commence par un état de préparation, où le thérapeute se met lui-même dans un état de ressource optimal, prêt à guider le client à travers le processus de transformation. Ensuite, le client identifie le comportement à modifier et examine les indices visuels qui le déclenchent, ainsi que l'état présent associé à ces moments.

La construction de l'image de l'état désiré constitue la prochaine étape, où le client imagine une représentation mentale dissociée de l'état souhaité et du comportement désiré. Avec l'aide du thérapeute, cette image est peaufinée pour être irrésistiblement attrayante et bien dissociée de l'état présent.

Avant de passer à l'action, le thérapeute veille à vérifier l'écologie de cette transformation, s'assurant que toutes les parties du client sont en accord avec le changement à venir. Une fois cette vérification effectuée, le Swish commence.

Le client visualise l'image de l'état présent, puis place au centre de cette image une représentation condensée de l'état désiré. Avec un mouvement rapide et intense, le client fait passer cette petite image désirée à travers l'image de l'état présent, répétant le processus plusieurs fois avec de plus en plus de rapidité.

Après plusieurs répétitions, le thérapeute teste l'efficacité du Swish en demandant au client de visualiser à nouveau l'image de l'état présent. Si celle-ci s'efface et est remplacée par l'état désiré, c'est un signe que la technique a fonctionné. Sinon, des ajustements peuvent être nécessaires.

Enfin, le thérapeute guide le client vers une projection future, où il imagine vivre avec ce nouveau comportement, lui permettant ainsi de prendre conscience des changements positifs à venir dans sa vie.

Le Swish offre également deux variantes : une qui part du centre de l'image et une autre qui part du bord, offrant ainsi une flexibilité dans son application en fonction des besoins spécifiques du client.

# Le blow out

Dans les méandres de la psychologie comportementale, un protocole intrigant émerge, visant à éteindre une compulsion, telle une flamme insatiable. Ce processus, baptisé le "soufflage" (ou "blow out" en anglais), se base sur la saturation d'une sous-modalité, poussant ainsi la personne au-delà de ses limites jusqu'à ce que la compulsion s'évapore, telle une bulle de savon éclatée par un souffle vigoureux.

Le rituel débute par une préparation méticuleuse, où le thérapeute se plonge dans un état de ressource optimal, prêt à guider le client dans ce voyage intérieur. Le client est invité à penser à quelque chose qu'il aime passionnément mais qu'il sait pertinemment qu'il ne devrait pas aimer.

Dans l'exploration de l'expérience compulsive, le client est encouragé à plonger tête la première dans cette tentation interdite, à en faire une image mentale et à mettre à jour les sous-modalités qui la caractérisent. Par la suite, une exploration d'une expérience similaire mais non compulsive est proposée pour contraster les sensations.

Le contraste entre les deux expériences permet d'identifier la sous-modalité critique pour la compulsion. Une fois cette cible en vue, le processus de saturation jusqu'au "soufflage" commence. La modalité critique est amplifiée au maximum, franchissant ainsi le seuil de tolérance de la personne.

Le thérapeute observe attentivement les réactions du client, recherchant des signes de recul ou de diminution de la compulsion. Si nécessaire, le processus est répété plusieurs fois jusqu'à ce que la compulsion soit bel et bien éteinte.

Lorsque le changement opère enfin, un test est effectué pour vérifier que la compulsion a bien été "soufflée". Le client est invité à repenser à son ancienne compulsion et à noter les différences ressenties.

Enfin, un pont vers le futur est construit, invitant le client à imaginer comment il réagira face à ce qui le tentait auparavant. Cette projection lui permet de prendre conscience des changements profonds opérés dans sa relation avec cette compulsion, ouvrant ainsi la voie à une nouvelle perspective sur ses comportements futurs.

# La précision du langage

Dans le récit de nos expériences et de nos faits, nous simplifions inévitablement la réalité, réduisant ainsi la complexité des événements vécus. Expliquer chaque détail, sans rien omettre, demanderait un temps infini, tant notre perception est subjective et notre mémoire sélective. En effet, notre esprit ne retient qu'un résumé de l'expérience totale, faisant ainsi disparaître une partie de l'information.

De plus, lorsque nous sommes confrontés à une situation ambiguë, nos interprétations peuvent varier selon des paramètres surprenants. Par exemple, devant un homme dissimulant éventuellement une arme sous sa veste, les témoins sont davantage enclins à le percevoir comme dangereux s'il est noir que s'il est blanc. Une célèbre expérience illustre cette distorsion, montrant que même lorsqu'une personne agresse une autre, les témoins ont tendance à désigner le noir comme le coupable, quel que soit le véritable agresseur.

Les généralisations et les jugements de valeur entrent également en jeu lorsque nous exprimons nos opinions. Parfois, nous émettons des affirmations hâtives sur des groupes entiers, sans considérer la diversité des individus. Ces généralisations peuvent être utiles dans certains contextes, mais elles peuvent également induire en erreur.

Chaque individu construit sa propre carte du monde, une représentation subjective de la réalité, en sélectionnant les informations pertinentes à chaque instant. Cette représentation est constamment mise à jour, parfois au détriment de la précision. Ainsi, nous ajoutons, modifions ou supprimons des détails pour rendre notre vision interne du monde aussi cohérente que possible.

Pour déchiffrer avec précision le sens d'une phrase ou d'un discours, il est crucial de prendre en compte trois mécanismes de base : la distorsion, la généralisation et l'omission/sélection. C'est là que le métamodèle intervient.

Le métamodèle du langage est un outil puissant pour identifier et décrire ces distorsions, généralisations et omissions dans le langage. Il repose sur un ensemble de questions visant à collecter des informations sur notre expérience subjective, afin de clarifier et de compléter notre modèle du monde. En pratiquant le métamodèle, nous accédons à des modèles du monde plus riches et plus précis, nous permettant ainsi de mieux comprendre les autres et nous-mêmes.

Dans la vie quotidienne, ces incompréhensions sont courantes, souvent masquées par une connivence apparente qui nous laisse croire que nous nous comprenons sans mots. Toutefois, poser des questions simples telles que "Qui ?", "Quoi ?", "Où ?", "Quand ?", et "Comment ?" peut souvent révéler des informations essentielles pour une communication plus claire et plus précise. Et lorsque ces questions ne suffisent pas, le métamodèle vient à notre rescousse, nous permettant de dissiper les malentendus et d'approfondir notre compréhension mutuelle.

# Le métamodèle

Le métamodèle représente un système sophistiqué de questionnement visant à rétablir un lien direct entre le langage et l'expérience subjective de la personne. Son objectif est de ramener les discussions aux faits bruts, en éliminant les jugements de valeur, les sous-entendus, les comparaisons floues ou les connotations émotionnelles qui se glissent souvent dans nos propos. En effet, le langage, loin de refléter fidèlement notre richesse interne, tend à filtrer et à déformer l'information à travers trois processus fondamentaux : la généralisation, l'omission et la distorsion.

Dans le domaine de la PNL, le questionnement du métamodèle revêt une importance capitale dans deux situations principales : aider une personne à clarifier ses objectifs sans lui imposer nos propres solutions, et faire le point sur une situation problématique en questionnant l'état présent de manière neutre et objective. Il constitue également un outil précieux dans les situations conflictuelles, permettant de reconnaître et de respecter la diversité des modèles du monde.

Pour repérer les manques de précision dans le langage, il est essentiel de développer son acuité, notamment en ce qui concerne l'écoute. Il s'agit d'apprendre à détecter de manière de plus en plus automatique les généralisations, les distorsions et les omissions. Le métamodèle propose plusieurs catégories de violations du langage, chacune avec ses spécificités :

Les généralisations : incluent les quantificateurs universels, les opérateurs modaux, les nominalisations, les verbes non spécifiques, etc.

Les omissions : englobent les suppressions simples, les suppressions de l'index de référence, les suppressions du comparatif, etc.

Les distorsions : comprennent les présuppositions, la lecture de pensée, l'origine perdue, la cause-effet, l'équivalence complexe, etc.

Pour chaque catégorie, le métamodèle propose des questions d'exploration spécifiques visant à rétablir la précision et la clarté dans la communication. Ces questions permettent de retrouver les limites, les contre-exemples et les éléments manquants, afin d'obtenir une compréhension plus précise des situations et des propos échangés.

Dans le cadre du processus de thérapie utilisant le métamodèle pour affiner un objectif, l'accent est mis sur la précision et la clarté dans la formulation des objectifs. Voici comment se déroule cette démarche dans une séance de thérapie :

Le thérapeute, après s'être mis en état de ressource et avoir établi le rapport avec le client, aborde la question de l'objectif à travailler. Il invite le client à préciser son objectif en posant des questions telles que : « Plus spécifiquement, quel résultat souhaites-tu obtenir ? » et « En quoi est-ce important pour toi de l'atteindre ? ». Il reformule également la question pour s'assurer de bien comprendre les attentes du client.

Ensuite, le thérapeute, éventuellement avec l'aide d'un observateur, repère les éventuelles violations du métamodèle dans les propos du client. Ces violations peuvent être des généralisations, des omissions ou des distorsions. Ils peuvent prendre quelques minutes à part pour en discuter et les identifier de manière objective.

Une fois les violations repérées, le thérapeute les reformule à travers une écoute réflexive, permettant ainsi au client de prendre conscience de ces éléments.

Ensuite, le thérapeute guide le client dans la recherche de l'intention positive derrière ces violations en posant des questions telles que : « En quoi est-ce aidant pour toi ? Cette étape vise à comprendre les motivations profondes du client derrière ses formulations.

Par la suite, le thérapeute encourage le client à changer de point de vue en imaginant ce qui se passerait s'il ne faisait pas ces généralisations, omissions ou distorsions. Il demande au client : « Et si tu ne faisais pas cette généralisation ( ou omission, ou distorsion), qu'est-ce que cela changerait ? ». Cette approche permet au client d'envisager des alternatives et d'explorer de nouveaux horizons.

Enfin, le thérapeute demande au client ce qui a changé dans sa perception et lui fournissent un feedback. Cette étape permet au client de prendre conscience des progrès réalisés et des ajustements à apporter pour atteindre ses objectifs de manière plus précise et efficace.

# Mettre à jour son processus de pensée

Dans le travail de mise à jour du processus de pensée, le thérapeute guide le client à reconnaître que les problèmes souvent décrits comme des entités distinctes, comme la "dépression" ou le "manque de confiance en soi", sont en fait des processus dynamiques qu'ils peuvent influencer. Voici comment se déroule cette approche en séance de thérapie :

Le thérapeute, après s'être mis en état de ressource et avoir établi le rapport avec le client, invite ce dernier à identifier l'état de non-ressource dont il souhaite discuter.

Ensuite, le thérapeute examine le problème en termes de distinctions du métamodèle, en mettant l'accent sur les violations du langage qui ont le plus d'impact. Cela inclut les énoncés vagues, les sur généralisations et les distorsions.

Le thérapeute guide ensuite le client à reformuler les "problèmes" exprimés sous forme de noms en posant des questions telles que : "Pour quelle raison ce mot ?" et « Et si vous changiez c mot, quel serait le nouveau mot ?

Après cela, le thérapeute effectue une vérification écologique sur la formulation du problème, en explorant l'intention positive derrière le problème et en examinant comment celui-ci limite les possibilités du client.

En utilisant un cadre "Comme si", le thérapeute encourage le client à explorer de nouvelles formulations du problème sous forme de verbes d'action. Par exemple, en demandant : "Supposez que vous agissiez comme si vous n'aviez plus ce problème, comment cela affecterait-il votre vie ?"

Enfin, le thérapeute demande au client ce qui a changé dans sa perception de son état de non-ressource et sollicite un feedback pour évaluer l'efficacité de l'approche.

# Les Métaprogrammes

Dans les premières recherches en PNL, Bandler et Grinder ont remarqué que même lorsque deux personnes utilisent des stratégies similaires dans des situations identiques, elles peuvent obtenir des résultats différents. Par exemple, lorsqu'il s'agit de prendre une décision, une personne peut percevoir les risques et chercher à les éviter, tandis qu'une autre peut voir les opportunités et chercher à saisir l'occasion. Malgré l'utilisation de la même stratégie pour collecter et analyser des informations, les réponses des individus diffèrent : l'une peut s'éloigner de la situation pour éviter un risque, tandis que l'autre peut s'en rapprocher pour obtenir le résultat désiré.

De cette observation est née la notion de métaprogramme, qui cherche à expliquer les différences significatives entre les stratégies et les réponses des individus. Les métaprogrammes sont des processus mentaux qui contrôlent et dirigent d'autres processus mentaux. Ils agissent comme des programmes de haut niveau qui guident les autres programmes, déterminant quels programmes doivent s'exécuter et quand, en leur fournissant des informations pertinentes.

Les métaprogrammes ont été identifiés et décrits par Leslie Cameron-Bandler en collaboration avec d'autres chercheurs. Ils sont comparables à des centres d'aiguillage dans un réseau ferroviaire, indiquant quelles voies doivent prendre les trains, ou à un thermostat qui règle le chauffage ou la climatisation d'une maison.

Dans le contexte de la PNL, certains métaprogrammes sont particulièrement utiles pour le thérapeute. Parmi ceux-ci, on peut citer :

L'orientation vers la réalisation du but ou l'éloignement du problème,

L'orientation vers l'information ou l'orientation vers le procédé,

L'orientation vers l'intérieur ou l'orientation vers l'extérieur, etc.

Ces métaprogrammes sont présentés avec leurs différentes polarités, qui décrivent les comportements extrêmes qu'ils peuvent entraîner. Il est important de noter que ces métaprogrammes ne sont ni bons ni mauvais en soi, mais qu'ils influencent simplement les comportements des individus dans des contextes donnés. De plus, une même personne peut présenter différents métaprogrammes selon les situations, ce qui offre une variété infinie de comportements possibles. Ainsi, les métaprogrammes permettent de mieux se comprendre soi-même et de développer des options supplémentaires en prenant le contrôle de nos propres stratégies.

Pour mener une thérapie ou une intervention efficace, il est essentiel de comprendre les motivations de la personne concernée. Les valeurs jouent un rôle crucial dans la direction de nos actions, nous poussant à atteindre des objectifs et nous permettant d'évaluer leur importance. Pour identifier les valeurs d'une personne, des questions telles que "Que recherchez-vous dans votre objectif ?" ou "En quoi est-il important pour vous d'atteindre cet objectif ?" sont utiles.

Les motivations des individus peuvent être orientées soit vers l'éloignement des problèmes, soit vers l'atteinte de résultats positifs. Pour déterminer la direction de la motivation, il est utile de demander en quoi une valeur donnée est importante pour l'objectif en question.

Certains individus ont une vision globale des choses, tandis que d'autres se concentrent sur les détails. De plus, leur mode de raisonnement peut varier : certains restent au même niveau d'analyse, tandis que d'autres commencent par une vue d'ensemble avant de se concentrer sur les détails, ou vice versa. Pour découvrir cela, des questions ouvertes suivies de relances neutres peuvent être posées pour encourager le développement de la pensée.

Lorsqu'on demande à quelqu'un pourquoi il a fait quelque chose, la réponse peut être axée sur les choix possibles ou sur le processus suivi. Il est alors utile de demander à la personne pourquoi elle a choisi cet objectif.

Certains individus fondent leur opinion sur leurs propres convictions internes, tandis que d'autres se basent sur des signes provenant de leur environnement externe. Pour comprendre cela, demandez-leur comment ils sauront qu'ils ont atteint leur objectif.

Certains individus ont tendance à remarquer ce qui correspond à leurs critères, tandis que d'autres se concentrent sur ce qui ne correspond pas à leurs critères. Certains peuvent même faire les deux. Pour identifier ce métaprogramme, demandez-leur la relation entre leur situation actuelle et celle d'il y a un an.

Pour mettre en pratique ces techniques, le thérapeute doit établir un rapport avec la personne, poser des questions d'investigation, reformuler les réponses pour validation, et demander un feedback.

# Association et dissociation

En PNL, les notions d'association et de dissociation prennent un sens particulier, différent de celui qu'elles ont en psychologie clinique. Elles décrivent la manière dont une personne perçoit une situation et son propre rôle en relation avec celle-ci.

L'association implique une immersion totale dans l'expérience, où la personne voit, entend et ressent directement à travers ses propres sens et son propre corps. Elle est pleinement présente dans le moment présent, ainsi que dans ses souvenirs passés ou ses anticipations futures. En revanche, la dissociation consiste à percevoir l'expérience depuis l'extérieur, comme un observateur extérieur. La personne se voit elle-même dans la situation, mais elle est détachée de ses propres ressentis.

Il n'y a pas de position meilleure que l'autre, chacune ayant ses avantages selon le contexte. Être associé permet d'explorer pleinement ses émotions et de tester des stratégies pour les gérer. À l'inverse, se dissocier peut aider à prendre du recul émotionnellement par rapport à une situation ou à visualiser un objectif de manière plus neutre et objective.

La flexibilité comportementale, c'est-à-dire la capacité à passer de l'association à la dissociation et vice versa, est une compétence importante en PNL. Elle peut être développée par la pratique régulière.

En pratique, l'association est souvent utilisée pour renforcer un état émotionnel ou réaliser un ancrage, tandis que la dissociation est employée pour traiter les émotions négatives ou les états indésirables. Par exemple, on peut demander à la personne de se visualiser comme si elle était dans un film (dissociation simple) ou même de s'imaginer en train de regarder cette scène depuis l'extérieur (dissociation double).

Se dissocier d'une situation peut être une compétence précieuse pour mieux gérer nos états internes. Imaginez-vous vivre une expérience de manière tellement immersive que vous ressentez chaque émotion, chaque sensation comme si vous y étiez plongé corps et âme. C'est ce qu'on appelle être associé à la situation, et cela peut colorer nos émotions de manière intense.

Maintenant, imaginez-vous prendre un pas en arrière, comme si vous assistiez à cette scène depuis le siège d'un spectateur. Vous vous observez agir, penser, ressentir, mais vous êtes détaché, comme si vous regardiez un film. C'est là la dissociation, et elle peut offrir une perspective différente, moins émotionnelle, sur la même situation.

Cette capacité à se dissocier peut être particulièrement utile lorsque nous faisons face à des situations difficiles ou douloureuses. En prenant de la distance émotionnelle, nous pouvons mieux comprendre la situation, analyser nos réactions et envisager des solutions plus claires et plus objectives.

Une technique pour se dissocier consiste à revenir sur une situation problématique, mais cette fois en la visualisant comme si elle était projetée sur un écran de cinéma. Le thérapeute guide le client à travers cette expérience, en s'assurant qu'il reste dissocié, détaché de ses émotions. Si des émotions négatives surgissent, le thérapeute interrompt temporairement la projection pour ramener le client à un état de calme et de ressource.

À la fin de cette visualisation, le client est invité à repenser à la situation problématique. Si le résultat est encore empreint de négativité, le processus peut être répété jusqu'à ce que le client se sente plus à l'aise.

Enfin, le thérapeute peut aider le client à se projeter dans le futur, dans une situation similaire, mais cette fois sans utiliser l'ancrage. Cela permet au client d'anticiper ses réactions futures avec plus de clarté et de confiance.

En développant cette compétence à se dissocier, nous pouvons mieux naviguer à travers les défis de la vie, en faisant preuve de plus de calme, de clarté et de résilience.

# Le générateur de nouveaux comportements

Le générateur de nouveaux comportements est une stratégie qui ouvre la voie à de nouvelles façons d'atteindre nos objectifs. C'est une approche qui se concentre sur le "comment faire" et agit en complément essentiel de l'objectif initial, qui définit le "quoi faire". Les étapes de cette stratégie sont les suivantes :

Tout d'abord, le thérapeute se met en état de ressource et établit un rapport solide avec le client. Ensuite, le client ajuste son objectif, s'assurant qu'il est bien formulé et en accord avec ses valeurs. Si nécessaire, le thérapeute peut guider le client dans cette clarification.

Ensuite, le client est invité à imaginer le comportement associé à l'atteinte de son objectif. Le thérapeute guide cette exploration en posant des questions telles que : "À quoi ressemblez-vous lorsque vous atteignez votre objectif ? Comment vous comportez-vous pour y parvenir ?"

Une fois que le comportement est identifié, le client crée un film dissocié de lui-même, visualisant l'objectif atteint et le comportement désiré. Si nécessaire, le client peut s'inspirer d'une autre personne ou d'un personnage imaginaire pour faciliter cette visualisation.

Ensuite, le client entre dans ce film dissocié, remplaçant le personnage représenté, tout en restant détaché émotionnellement.

Le moment crucial arrive lorsque le client vit pleinement cette histoire, s'associant dans le film et ressentant intensément le comportement désiré. C'est ici que les ajustements précis sont apportés : posture, respiration, équilibre, sensations... Tout est ajusté pour que le comportement soit aussi adapté et congruent que possible.

Enfin, le client imagine un futur où il met en pratique ce comportement nouvellement intégré. Il se projette pleinement dans ce moment à venir et note les changements qui en découlent.

Cette stratégie repose sur plusieurs présuppositions clés : que les gens apprennent par la représentation mentale, que la qualité de cette représentation influence le succès, que se focaliser sur l'objectif favorise le changement, et que nous avons déjà les ressources nécessaires en nous pour y parvenir. En suivant ces étapes avec précision et en restant ouvert au processus, le client peut véritablement transformer ses comportements et atteindre ses objectifs de manière plus efficace et durable.

# La Double Dissociation

Lorsque la simple dissociation ne suffit pas, notamment dans le cas des phobies ou des situations extrêmement traumatisantes, on recourt à une technique plus avancée appelée la « double dissociation ». Cette approche permet à la personne de prendre encore plus de distance par rapport à la situation difficile, avant de procéder à une transformation complète de la structure même de la phobie afin de la faire disparaître.

Tout d'abord, le thérapeute se met en état de ressource et établit un rapport solide avec le client. Ensemble, ils construisent une ancre de ressources puissante, associée à des sentiments de calme, de confort et de sécurité. Ils établissent également des signaux de communication clairs pour indiquer quand une étape est franchie avec succès.

Ensuite, le client identifie et évalue la phobie, en exprimant brièvement ses pensées à ce sujet et en évaluant son intensité sur une échelle de 1 à 10. Ils recherchent également l'événement initial à l'origine de la peur.

La séance se poursuit avec la mise en place d'une métaphore visuelle : le client est invité à imaginer une salle de cinéma où il s'assoit au 10ème rang. Sur l'écran, une photographie en noir et blanc de lui-même juste avant l'événement racine est projetée.

Ensuite, le client est guidé pour entrer dans la cabine de projection mentalement. Il observe depuis cette position le personnage sur l'écran, représentant son jeune moi confronté à la phobie. L'ancre d'état double dissocié est alors ancrée, permettant au client de rester détaché émotionnellement tout en regardant la scène.

Le film démarre, mais cette fois-ci, le client reste dissocié, observant la scène comme un spectateur extérieur. À la fin du film, une image figée en noir et blanc est arrêtée juste après l'expérience négative.

La restructuration du film intervient ensuite : le client entre dans le film à partir de cette dernière image et le passe en accéléré, en arrière, en couleur, avec la bande son en sens inverse. Tout en activant l'ancre de ressource, le thérapeute guide le client à revivre l'histoire à l'envers jusqu'à retrouver un sentiment de sécurité juste avant le début de l'événement.

Après plusieurs répétitions de cette étape, le client est invité à penser à nouveau à sa phobie et à évaluer son intensité sur une échelle de 1 à 10. Enfin, il est encouragé à se projeter dans le futur et à noter les différences dans sa réaction face à une situation similaire.

Cette technique avancée de double dissociation permet une transformation profonde de la phobie, offrant ainsi un nouvel espoir et une meilleure qualité de vie pour le client.

# Le modèle des parties

Le modèle des parties repose sur une conception de l'esprit humain comme étant composé de différentes parties qui peuvent collaborer ou entrer en conflit les unes avec les autres. Cette idée nous amène à reconnaître que notre esprit n'est pas un bloc monolithique, mais plutôt une entité complexe où différentes parties peuvent influencer nos pensées, nos émotions et nos actions.

Nous avons tous fait l'expérience de moments où une partie de nous souhaite agir d'une certaine manière, tandis qu'une autre partie s'y oppose. Ces conflits internes sont une réalité que nous rencontrons tous à un moment donné. Par exemple, une partie de nous peut être tentée de céder à la gourmandise et de prendre un dessert supplémentaire, tandis qu'une autre partie nous rappelle l'importance de maintenir une alimentation équilibrée, et une troisième partie peut intervenir pour proposer un compromis raisonnable.

Le concept de parties est particulièrement utile dans les domaines de la relation d'aide, du thérapeute et du développement personnel. Il nous permet de prendre en compte les différents points de vue psychologiques d'une même personne, et de les harmoniser pour faciliter la prise de décisions et rechercher une plus grande congruence interne.

Chaque partie de notre esprit possède des caractéristiques distinctes, telles que le courage, l'imagination, l'ambition ou le souci de préservation de soi, ce qui les rend semblables à des sous-personnalités. Ces parties sont autonomes et peuvent avoir des besoins et des objectifs différents, ce qui peut parfois entraîner des conflits internes.

L'objectif de la PNL est de favoriser la coopération entre ces différentes parties afin qu'elles puissent contribuer de manière efficace aux objectifs globaux de la personne. Cela peut impliquer de mobiliser une partie spécifique pour atteindre un objectif particulier, ou même de créer une nouvelle partie si nécessaire.

En résumé, le modèle des parties offre une perspective élégante pour comprendre comment notre esprit est organisé en systèmes et sous-systèmes qui interagissent les uns avec les autres.

Cette compréhension nous aide à mieux nous connaître et à naviguer efficacement dans les complexités de notre monde intérieur.

Dans l'exercice de travail avec les parties, le but est d'explorer les conflits internes et de faciliter leur résolution par le biais de la visualisation et de l'intégration des différentes parties en présence.

Tout d'abord, le client se met en état de ressource et établit le rapport avec le praticien. Ensuite, le thérapeute guide le client à travers plusieurs étapes :

Identifier le conflit et les parties impliquées : Le client identifie un conflit intérieur et nomme les deux parties responsables.

Création d'une image visuelle : Le client se représente tour à tour chacune des deux parties de manière imagée ou symbolique, leur attribue une voix et les place dans chaque main.

Décrire chacune des deux polarités du conflit : Le client décrit chaque polarité en répondant à des questions sur son origine, son apparition dans sa vie et sa manifestation à différents âges.

Séparer l'intention positive du comportement : Le client identifie et nomme les ressources et les apprentissages que chaque partie lui a permis de faire, ainsi que leur intention positive.

Recadrage : Le client explore les ressources utiles de chaque partie pour l'autre et cherche des moyens de collaboration. Il est invité à adopter un point de vue global pour réaliser que les deux parties ont une intention commune.

Intégration des polarités :

Le client crée visuellement une troisième partie qui combine les ressources de chaque partie.

Cette partie est placée entre les images des deux autres parties.

Le client visualise une série d'images qui transforment chacune des deux parties en la troisième.

Les mains du client sont rapprochées tandis que les images des deux parties se fusionnent.

Intégration de la « super-partie » : Le client intègre cette nouvelle super-partie à l'intérieur de lui-même en prenant conscience qu'elle possède toutes les ressources des deux anciennes parties.

Pont vers le futur : Le client imagine une situation future où il avait l'habitude de ressentir le conflit et observe les changements survenus grâce à l'intégration des parties.

Cet exercice vise à aider le client à mieux comprendre ses conflits internes et à trouver des moyens de les résoudre en intégrant les différentes parties de lui-même.

Dans l'exercice de recadrage en 6 étapes, modélisé par Grinder et Bandler et élaboré par Milton Erickson, le but est de modifier les comportements non désirés en créant de nouveaux choix tout en assurant l'écologie mentale de la personne.

Tout d'abord, le thérapeute et le client se mettent en état de ressource et établissent le rapport.

Identifier le comportement : Le client identifie un comportement non désiré ou désiré mais difficile à atteindre.

Établir la communication avec la partie responsable du comportement : Le thérapeute invite le client à entrer en contact avec la partie responsable du comportement, en reconnaissant son intention positive. Le client obtient l'accord de cette partie pour communiquer.

Séparer le comportement de l'intention positive : Le thérapeute explique à la partie responsable du comportement qu'il reconnaît son intention positive et cherche à satisfaire cette intention de manière plus efficace. Le client obtient l'accord de la partie pour continuer.

Trouver de nouvelles options : Le client entre en contact avec sa partie créative et demande trois nouvelles manières de satisfaire l'intention positive du comportement. Pour chaque nouvelle solution, le client obtient l'accord de la partie responsable.

Obtention de l'accord pour la mise en œuvre des nouveaux comportements : Le thérapeute demande à la partie responsable si elle est d'accord pour mettre en œuvre les nouvelles options. Si nécessaire, des essais sont suggérés jusqu'à ce que la partie soit d'accord.

Vérification écologique : Le thérapeute demande au client de vérifier son ressenti et s'assure que toutes les parties sont d'accord avec les nouveaux choix. Si une objection survient, le praticien tente un recadrage ou retourne à l'étape 4. Sinon, il remercie toutes les parties et aide le client à revenir au présent.

Cet exercice vise à permettre au client de modifier ses comportements en créant de nouvelles options qui satisfont l'intention positive de la partie responsable, tout en garantissant l'écologie mentale et émotionnelle de la personne.

# Changement d'histoire personnelle

Dans un cadre d'une thérapie, un client et son thérapeute se lancent dans un voyage intérieur, à la recherche d'un changement dans l'histoire personnelle du client.

Tout d'abord, le thérapeute se prépare en se mettant dans un état de ressource et établit un rapport solide avec le client. Ensuite, le client identifie une émotion ou un comportement qu'il souhaite modifier.

Le processus commence par l'ancrage initial, où le thérapeute identifie et ancre soigneusement cette émotion ou ce comportement dans l'esprit du client. Puis, le client est invité à remonter dans le temps, en se souvenant des moments où cette émotion a été ressentie, jusqu'à atteindre l'événement racine où elle a pris naissance.

Une fois cet événement racine identifié, le thérapeute ramène le client à l'ici et maintenant, adoptant une position d'observateur, une perspective méta.

Ensuite, le thérapeute guide le client dans l'identification des ressources nécessaires pour surmonter ces événements de manière confortable et agréable. Pour chaque ressource évoquée, le thérapeute demande au client de se remémorer un moment où il a pleinement expérimenté cette ressource, empilant ainsi ces ressources dans une ancre unique.

L'étape suivante consiste à annuler les ancres négatives associées à l'événement racine. Le thérapeute guide le client à remonter à cet événement tout en activant les nouvelles ancres positives. Ensuite, le thérapeute calibre et demande au client comment cela change maintenant.

Une fois le changement observé, le thérapeute accompagne le client vers le présent, en repassant par les moments où il ressentait auparavant les émotions négatives, confirmant ainsi que le changement s'est produit.

Enfin, le thérapeute invite le client à imaginer une situation future où il avait l'habitude d'éprouver l'émotion ou le comportement indésirable, lui permettant ainsi de visualiser le changement dans son futur.

# L'éventail des futurs possibles

Dans cette séance de thérapie axée sur la technique de la ligne du temps, le thérapeute et son client s'embarquent dans un voyage introspectif pour explorer les décisions futures.

D'abord, le thérapeute se prépare en se mettant dans un état de ressource et en établissant un rapport solide avec son client. Puis, le client expose la problématique de décisions qu'il aura à régler dans le futur.

Ensuite, le thérapeute guide le client dans l'élicitation de sa propre ligne du temps, l'aidant à prendre conscience de son organisation personnelle du temps sous forme de ligne.

Le client est ensuite invité à flotter au-dessus de sa ligne de temps, se dirigeant vers l'avenir. Là, il laisse son inconscient remarquer quelque chose d'innovant dans sa ligne de conduite future, prenant conscience de son impact potentiellement positif.

Le processus se poursuit avec l'exploration des lignes de conduite possibles, représentées par des lignes parallèles avançant vers le futur. Le client descend dans chaque ligne du temps pour expérimenter les choix possibles et prendre conscience des options offertes.

Finalement, le client choisit une ligne de conduite, demandant à son inconscient de la laisser se détacher, prendre consistance et se fondre dans sa ligne de temps. Il expérimente cette nouvelle direction, effectuant d'éventuels ajustements avant de revenir à l'instant présent.

En conclusion, le thérapeute invite le client à imaginer avoir résolu sa problématique de décision dans le futur, lui demandant ce qui a changé, lui permettant ainsi de visualiser et d'intégrer le résultat de la séance dans sa vie future.

# Le destructeur de décisions

Dans cette séance de thérapie axée sur la modification des décisions limitantes prises dans le passé, le thérapeute guide le client à travers un processus de transformation pour adopter une décision plus aidante.

D'abord, le thérapeute se prépare en se mettant dans un état de ressource et en établissant un rapport solide avec son client. Ensuite, il encourage le client à identifier une décision qu'il souhaite changer.

Le thérapeute guide le client à nommer et clarifier cette décision limitante, en utilisant la ligne du temps pour explorer les détails concrets de son époque, ses causes, ses conséquences, et son contenu.

Ensuite, le client développe et ancre une décision plus aidante, en la rendant positive et sensorielle. Il ressent pleinement le changement et ancre cet état aidant.

Le client est ensuite invité à s'associer dans la décision limitante, en survolant sa ligne du temps jusqu'au moment où il a pris cette décision pour la première fois. Il ressent pleinement cette expérience.

Après avoir identifié les expériences racines de cette décision limitante, le client retourne vers la décision aidante, la ressentant à nouveau pleinement.

Ensuite, le client ramène la décision aidante 15 minutes avant l'expérience racine, intégrant cet état positif dans le passé.

Le client expérimente ensuite cette nouvelle décision pleinement en accédant à ses ressources, remarquant comment son expérience de la situation et de lui-même a changé.

Enfin, le client revient au présent en restant associé à sa ligne du temps, ressentant le changement, et imagine comment sa nouvelle décision influencera ses actions dans le futur.

Dans cette séance, le client parcourt un voyage introspectif pour libérer les décisions limitantes du passé et embrasser une nouvelle direction plus positive et aidante.

# Le modèle des stratégies

Dans le domaine de la Programmation Neuro-Linguistique (PNL), le modèle des "stratégies" offre un cadre pour comprendre et modifier les séquences de représentations internes qui mènent à un résultat spécifique. Ces stratégies peuvent influencer divers aspects tels que la créativité, la motivation, l'apprentissage ou le contrôle de soi.

Pour utiliser ce modèle, le thérapeute de la PNL doit posséder des compétences précises et opérationnelles. Cela implique d'identifier et de détecter les stratégies, de les mettre à jour, de les modifier ou même d'en créer de nouvelles. Ces compétences nécessitent une grande flexibilité comportementale et une acuité sensorielle pour interpréter les informations parfois subtiles fournies par le client.

Lors de la mise à jour d'une stratégie, le processus peut être synthétisé en quelques étapes clés. Tout d'abord, le thérapeute se prépare en se mettant dans un état de ressource et en établissant un rapport solide avec le client. Ensuite, l'objectif spécifique de la stratégie à mettre à jour est défini.

Le client est ensuite amené à se souvenir d'un moment passé où il a utilisé cette stratégie. En se replongeant dans cet état, le thérapeute pose des questions spécifiques pour détecter les systèmes de représentation utilisés par le client, en prêtant attention aux indices d'accès oculaire et en clarifiant les prédicats non spécifiques.

Une fois que la stratégie a été explorée et clarifiée avec le client, le thérapeute valide sa cohérence en passant en revue chaque étape avec lui.

Chaque étape du processus est facilitée par des questions spécifiques, telles que le déclencheur qui amène le client à utiliser la stratégie, les opérations qu'il effectue pour la mettre en œuvre, les tests qu'il effectue pour vérifier son efficacité, et enfin les signes qui indiquent la fin de l'utilisation de la stratégie.

Dans la pratique de la Programmation Neuro-Linguistique (PNL), modéliser une stratégie consiste à comprendre en détail les étapes mentales et comportementales qui mènent à un résultat spécifique. Voici comment ce processus peut être mené, en suivant le modèle du Test-Operate-Test-Exit (TOTE) :

Le thérapeute se prépare en se mettant dans un état de ressource et en établissant un rapport solide avec le client. Ensuite, il invite le client à discuter de la compétence qu'il souhaite explorer plus en détail, par exemple, la capacité à réaliser une tâche spécifique.

Pour entrer dans l'état où le client réussit cette compétence, le thérapeute pose des questions qui encouragent le client à se rappeler de moments passés de succès ou à imaginer des moments futurs de réussite. Ces questions permettent d'activer les représentations mentales associées à la compétence en question.

Ensuite, le thérapeute interroge le client sur le déclencheur qui indique qu'il est temps de mettre en œuvre cette compétence. Il cherche à comprendre quelles sont les premières étapes ou les premiers signes qui incitent le client à agir.

À partir de là, le thérapeute explore les opérations ou les actions spécifiques que le client entreprend pour réaliser la compétence. Il demande des détails sur les étapes ou les actions successives, ainsi que sur les stratégies ou les ajustements utilisés lorsque les choses ne vont pas comme prévu.

Le test consiste à comprendre comment le client évalue son progrès ou son succès dans l'exécution de la compétence. Le thérapeute pose des questions sur les critères ou les indicateurs que le client utilise pour déterminer s'il a réussi ou non, ainsi que sur les signes qui lui indiquent qu'il peut passer à l'étape suivante.

Enfin, le thérapeute aborde la sortie de la stratégie, c'est-à-dire comment le client sait qu'il a atteint son objectif ou qu'il est temps d'arrêter. Il pose des questions sur les signes ou les sensations qui indiquent la fin de l'exécution de la compétence.

En posant ces questions et en explorant chaque étape de manière détaillée, le thérapeute peut modéliser la stratégie utilisée par le client pour atteindre la compétence souhaitée. Cela permet ensuite de reproduire cette stratégie ou de l'adapter pour d'autres contextes ou objectifs.

Dans la pratique de la PNL, la modélisation va au-delà de la simple reproduction des compétences efficaces. Elle permet également d'identifier ce qui ne fonctionne pas dans une stratégie inefficace en la comparant à une stratégie qui donne des résultats positifs.

Tout commence par l'établissement d'un rapport solide entre le thérapeute et le client, où le thérapeute se met dans un état de ressource optimal. Ensuite, le thérapeute invite le client à discuter de la compétence qu'il souhaite explorer plus en détail.

Pour comprendre la stratégie d'échec, le thérapeute guide le client à travers une exploration détaillée de ses actions lorsqu'il n'atteint pas ses objectifs. Cela implique d'identifier le déclencheur, les tests utilisés, les opérations effectuées, les éventuelles synesthésies, et tout autre aspect pertinent.

De manière similaire, le thérapeute guide le client dans l'exploration de sa stratégie efficace, en identifiant les mêmes composantes. Si le client ne peut se rappeler de moments de succès, le thérapeute peut l'accompagner en utilisant des cadres de pensée alternatifs, comme le cadre "comme si", ou en s'associant à l'expérience de réussite d'une autre personne.

Une fois les deux stratégies explorées, le thérapeute prend du recul pour identifier les différences clés entre la stratégie d'échec et la stratégie efficace.

Ensuite, le thérapeute demande au client de se remémorer une situation où il a connu l'échec habituellement. En s'assurant que le client est pleinement engagé dans l'expérience, le thérapeute lui demande de mettre en œuvre la stratégie en modifiant l'élément déterminant identifié précédemment. Le client est invité à suivre chaque étape de la stratégie de manière méticuleuse.

Après cette mise en pratique, le thérapeute débriefe avec le client pour recueillir ses impressions et ses retours d'expérience. Cela permet d'évaluer l'impact des ajustements apportés à la stratégie et de fournir des informations précieuses pour le travail futur.

Dans l'approche de la PNL, la stratégie de ressource vise à aider le client à se libérer d'une émotion ancrée dans le passé qui entrave son bien-être ou sa capacité à réagir de manière appropriée. Voici comment cela se déroule :

Le thérapeute commence par se mettre dans un état de ressource optimal et établit un rapport solide avec le client. Ensuite, il invite le client à identifier une émotion ou une situation problématique du passé dont il souhaite se libérer.

Spécifier la situation problème et s'y associer :

Le thérapeute guide le client pour établir le contexte de la situation où il perd ses ressources. Le client identifie les déclencheurs de cette perte de ressources et fournit des éléments concrets de la situation. Ensuite, le client s'associe pleinement à cette situation problématique.

S'en dissocier pour créer de nouveaux choix comportementaux :

Le thérapeute aide le client à se dissocier de la situation problématique pour voir la scène avec un nouvel angle. Le client identifie alors les réponses les plus appropriées pour cette nouvelle perspective et note ce qui est important à réaliser. En analysant d'autres situations où il réussit, le client trouve de nouvelles ressources adaptées.

Retourner dans la situation problème avec les nouveaux atouts en main :

Le client retourne à la situation problématique, cette fois-ci avec les nouvelles réponses et ressources. Il se réassocie pleinement à la situation tout en ressentant les changements induits par les nouvelles ressources. Si nécessaire, des ajustements sont effectués à cette étape.

Consolider :

Le client répète le processus pour consolider le changement, en se dissociant de nouveau et en refaisant le travail de ressenti dans la situation problématique.

Pont vers le futur :

Enfin, le client imagine une situation future similaire où le problème aurait pu survenir. Il observe les changements résultant de la stratégie de ressource et note comment les choses ont évolué.

Dans la stratégie de motivation en PNL, le thérapeute guide le client à se motiver pour atteindre un objectif spécifique. Voici comment cela se déroule :

Le thérapeute commence par établir un rapport solide avec le client et se met dans un état de ressource optimal. Ensuite, il demande au client quel est l'objectif pour lequel il souhaite se motiver et quels sont ses critères de réussite et ses valeurs associées à cet objectif.

Visualisation initiale :

Le thérapeute invite le client à imaginer une salle de "cinéma mental" où il se voit sur l'écran ayant déjà atteint le résultat désiré. Il s'assure que le client reste dissocié de l'image pour une meilleure visualisation.

Renforcer le plaisir de faire :

Le thérapeute encourage le client à ajuster la qualité de l'image et à intégrer tous les éléments positifs associés à l'activité dans le film. Le client reste dissocié pour mieux ressentir le plaisir de faire.

Renforcer le plaisir de réussir :

Cette fois, le thérapeute demande au client de s'associer à l'image et d'identifier et d'intensifier les sensations de réussite et de plaisir ressenties par le héros du film. Si nécessaire, le processus est répété pour intensifier encore ces sensations.

Renforcer l'énergie de faire :

Le thérapeute guide le client pour se rappeler des sensations caractéristiques ressenties lorsqu'il réalise les actions nécessaires pour atteindre l'objectif. Le client note comment ces sensations l'aident à progresser vers son but.

Pont vers le futur :

Enfin, le thérapeute interroge le client sur la façon dont sa perception a changé suite à cette séance. Le client est invité à réfléchir à la manière dont il se sent désormais plus motivé et plus proche de son objectif.

# Le recadrage

Le recadrage est une technique fondamentale en PNL qui consiste à changer la perspective d'une situation, d'un comportement ou d'une croyance en modifiant son sens ou son contexte. Il existe deux principaux types de recadrages :

Recadrage de contenu : Il s'agit de donner une nouvelle signification à une croyance, un comportement ou une situation en proposant une interprétation différente des faits. Par exemple, transformer l'idée "Il est incapable de rester dans les rails" en "Il est donc créatif".

Recadrage de contexte : Ce type de recadrage consiste à trouver un contexte différent dans lequel ce qui était perçu comme un défaut ou un problème devient une qualité ou une ressource, ou inversement. Par exemple, transformer l'affirmation "Il est incapable de rester dans les rails" en "Ce serait très utile en recherche et développement".

Voici quelques exemples de recadrages utiles dans différents domaines :

En formation, transformer les "erreurs" en feedbacks utiles pour progresser.

En marketing, présenter le fait d'être numéro 2 comme une opportunité d'atteindre la perfection.

En thérapie recadrer les croyances limitantes d'une personne pour les rendre utiles à sa progression.

En gestion du stress, percevoir le stress comme un signal de ressources mobilisées pour réussir plutôt que comme une perte de contrôle.

Pour réussir un recadrage efficace, il est important qu'il soit aussi bref que possible et qu'il atteigne immédiatement sa cible.

# Les croyances

Les croyances sont des convictions profondes et souvent inconscientes qui influencent nos pensées, nos émotions et nos comportements. Elles sont formées par nos expériences passées, nos interactions sociales, notre éducation et nos interprétations personnelles du monde qui nous entoure. Les croyances peuvent être positives ou négatives, rationnelles ou irrationnelles, et elles jouent un rôle crucial dans la façon dont nous percevons la réalité et agissons en conséquence.

Les croyances positives peuvent nous aider à nous sentir confiants, motivés et capables de réussir. Elles peuvent renforcer notre estime de soi et nous encourager à poursuivre nos objectifs avec détermination. En revanche, les croyances négatives peuvent nous limiter, nous décourager et nous empêcher d'atteindre notre plein potentiel. Elles peuvent créer des obstacles mentaux qui entravent notre progression et nous maintiennent dans des schémas de pensée destructeurs.

En travaillant sur nos croyances, nous pouvons les identifier, les remettre en question et les transformer si nécessaire. La PNL propose différentes techniques pour explorer et modifier les croyances limitantes, telles que le recadrage, la visualisation créatrice et la reformulation positive. En changeant nos croyances, nous pouvons changer notre perception de nous-mêmes et du monde qui nous entoure, ce qui peut avoir un impact profond sur notre bien-être mental, émotionnel et comportemental.

Exercice : Le thérapeute se prépare mentalement, se mettant dans un état de ressources propice à guider son client. Le rapport établi, il l'invite à partager la situation qu'il souhaite explorer. C'est le point de départ de l'exercice de mise à jour des croyances.

Pour amorcer cette démarche, le thérapeute propose différentes options. La première consiste à examiner les causes et les effets de la situation évoquée. Il pose des questions ouvertes pour creuser plus profondément :

« Qu'est-ce qui cause cette situation ? »

« Comment cette cause entrave-t-elle votre objectif ? »

La deuxième option explore les significations, en se concentrant sur les valeurs qui sous-tendent l'objectif :

« Pourquoi est-il important pour vous d'atteindre cet objectif ? »

« En quoi cette valeur est-elle liée à votre objectif ? »

La troisième option plonge dans les croyances liées à l'identité du client. Le thérapeute interroge avec bienveillance :

« En quoi êtes-vous capable d'atteindre cet objectif ? »

« Pourquoi méritez-vous de réaliser cet objectif ? »

À mesure que le client partage ses pensées et ses sentiments, le thérapeute prend des notes, capturant les croyances de type cause à effet, les significations profondes et les croyances identitaires.

Une fois cette exploration terminée, le thérapeute guide son client vers le futur, l'invitant à réfléchir sur la manière dont sa perception de la situation a évolué. Il sollicite également un feedback pour s'assurer que l'exercice a été bénéfique.

Bien que la procédure soit clairement définie, le thérapeute reste flexible. Il peut choisir l'ordre des questions en fonction du flux de la conversation, traiter une ou plusieurs options selon les besoins du client, et adapter sa méthode en temps réel pour répondre au mieux aux besoins de son client.

Exercice : Le thérapeute se prépare à guider son client à travers un exercice puissant de changement de croyance. Après avoir établi un rapport solide, il invite son client à se prêter à cette démarche de transformation.

Tout d'abord, le thérapeute explore les croyances limitantes de son client. Il l'encourage à penser à une croyance sur lui-même qu'il souhaite abandonner. Ensemble, ils explorent mentalement cette croyance, l'associant à des images et identifiant les sous-modalités qui la dirigent.

Ensuite, le thérapeute guide le client vers une croyance qui n'est plus vraie, une croyance qui, autrefois valide, ne l'est plus maintenant. Ils examinent cette croyance obsolète, en élucidant les sous-modalités qui la caractérisent.

Le moment du changement arrive alors. Le thérapeute aide son client à transférer les sous-modalités de la croyance fausse dans la croyance limitante. Ils observent ensemble les changements qui surviennent dans cette ancienne croyance, maintenant teintée de fausseté.

Après cela, le thérapeute invite le client à penser à une croyance parfaitement vraie, une conviction solide et indéniable. Ils explorent les sous-modalités de cette croyance vraie, en capturant ses qualités les plus affirmantes.

Enfin, le thérapeute guide le client vers une croyance désirée, une croyance qui représente l'opposé de la croyance limitante initiale. Ensemble, ils ajustent les sous-modalités de cette nouvelle croyance, l'alignant avec la certitude de la croyance vraie.

Au terme de cette transformation, le thérapeute invite son client à se projeter dans le futur, l'encourageant à imaginer une situation où cette nouvelle croyance serait nécessaire. Ils réfléchissent ensemble aux changements que cela apporte, ouvrant ainsi la porte à une vision plus positive et enrichissante de l'avenir.

# Conclusion

La Programmation Neuro-Linguistique (PNL) est bien plus qu'une simple approche de communication ou un ensemble de techniques de changement personnel. C'est une fenêtre ouverte sur les mécanismes subtils de l'esprit humain, une clé pour déverrouiller les portes de la transformation personnelle et professionnelle.

En essence, la PNL offre un modèle de compréhension de la manière dont nous pensons, ressentons et agissons dans le monde. Elle nous invite à explorer les rouages de notre propre psyché, à repérer les schémas inconscients qui guident nos comportements et à reprogrammer nos réponses pour atteindre nos objectifs les plus chers.

Au cœur de la PNL se trouvent des techniques puissantes pour modifier nos perceptions, transformer nos croyances limitantes et améliorer notre communication avec les autres et avec nous-mêmes. De la modélisation des stratégies de réussite à l'utilisation des sous-modalités pour changer nos états internes, chaque technique offre une nouvelle perspective sur notre potentiel et sur la manière dont nous pouvons le réaliser.

En résumé, la PNL nous apprend à devenir les architectes de notre propre réalité, les maîtres de notre destinée. Elle nous enseigne à utiliser le langage de l'esprit pour sculpter notre vie selon nos désirs les plus profonds. Avec ses outils pratiques et ses concepts profonds, la PNL nous offre la possibilité de devenir les artisans de notre propre bonheur, de notre succès et de notre épanouissement personnel.

**Code ISBN :** 9798878884365
**Marque éditoriale :** Independently published